CONTRIBUTION A L'ÉTUDE

DE

L'ALBUMINURIE

Par le Docteur

C.-F.-Gustave FAVERET

ancien interne des hôpitaux de Besançon,
élève du service de santé militaire

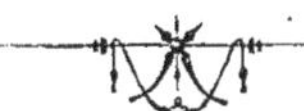

LYON

IMPRIMERIE A. WALTENER ET Cie.

14, RUE BELLE-CORDIÈRE, 14

—

1882

CONTRIBUTION A L'ÉTUDE DE L'ALBUMINURIE

CONTRIBUTION A L'ÉTUDE

DE

L'ALBUMINURIE

Par le Docteur

C.-F.-Gustave FAVERET

ancien interne des hôpitaux de Besançon,
élève du service de santé militaire

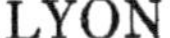

LYON

IMPRIMERIE A. WALTENER ET Cⁱᵉ.
14, RUE BELLE-CORDIÈRE, 14

1882

INTRODUCTION

Il y a deux ans, un élève de cette école, M. Estelle, soutenait, devant la Faculté de Lyon, une thèse remarquable, faite sous la direction de M. le professeur Lépine, et qui peut se résumer de la manière suivante.

1° Confirmation du fait que, dans la plupart des cas, il n'y.a pas une seule matière albuminoïde dans l'urine albumineuse, mais deux (au moins) facilement séparables par le sulfate de magnésie, comme l'ont montré Gannal et, plus récemment, Hammartsen.

2° Essai de démonstration du fait qu'il existerait un certain rapport entre la proportion de ces deux matières albuminoïdes de l'urine et celle de ces deux mêmes substances dans le sang. Cette idée, que M. Lépine avait professée à différentes reprises dans ses leçons cliniques, était fondée : 1° sur les résultats de l'analyse de ces matières dans le sérum sanguin et l'urine de plusieurs malades, de même que dans l'urine d'un chien; 2° sur une expérience ayant consisté à faire une injection intra-veineuse de sérine pure chez un cochon d'Inde : l'animal a eu une sérinurie pure sans mélange de globulinurie.

C'est surtout la deuxième partie qui donne au travail de M. Estelle sa valeur et son originalité. Les expériences qu'on trouvera plus loin, à notre avis, en augmentent encore la portée. Quant à la première, on peut, il nous semble, lui faire un reproche, c'est que, préoccupé peut-être du désir de mettre en lumière l'existence de la globuline dans l'urine, fait sur lequel l'attention des médecins n'était pas assez fixée, il a trop recherché les cas où cette substance est en quantité prédominante. Il est vraisemblable aussi que son procédé n'est pas à l'abri de toute critique, et qu'il a perdu dans chacun de ses dosages une certaine quantité de sérine. Aussi, un travail rectificateur et complémentaire était désirable. Celui que nous avons l'honneur de soumettre aujourd'hui à la bienveillance de nos juges n'est pas parfait, mais il prétend au moins à une exactitude plus grande, car nous n'avons pas recherché nos cas, et il n'existe pas actuellement de procédé de dosage plus rigoureux que le nôtre. C'est M. Guérin, pharmacien des hôpitaux, chef des travaux chimiques à la Faculté de médecine, qui nous a initié à l'emploi de ce mode opératoire; nous l'en remercions très sincèrement.

Nous devons aussi des remerciements à M. Eymonnet, chef des travaux chimiques du laboratoire de M. le professeur Lépine, pour le bienveillant concours qu'il nous a prêté plusieurs fois dans nos manipulations.

La marche que nous suivrons est toute simple. Il est inutile de revenir sur les considérations préliminaires dans lesquelles Estelle résume l'opinion des auteurs sur les matières albuminoïdes du sérum et de l'urine ; adoptant, comme ce dernier, le mode d'analyse par le sulfate de magnésie, comme lui aussi, désignant sous les noms de globuline, la matière précipitable par le sel neutre et de sérine, celle qui reste dissoute malgré l'action du sel, il ne nous reste plus qu'à entrer en matière.

Notre travail a deux parties : une première purement clinique, une deuxième toute expérimentale.

Iʳᵉ PARTIE. — Elle comprend des dosages de matières albuminoïdes dans plusieurs liquides albumineux avec les observations des malades qui ont fourni ces liquides. Nos résultats, outre la qualité des matières albuminoïdes qu'on rencontre habituellement, point déjà fixé par Estelle et que nous soulignons en passant, tendent à établir la *proportion générale* de *sérine* et de *globuline,* et les variations que subit la proportion pour cent de chacune de ces substances.

Nous commençons, naturellement, par la description de notre procédé de dosage.

IIme PARTIE. — Elle poursuit l'étude des albuminuries artificielles commencée par Estelle. Ce dernier a été conduit à ces sortes d'expériences par ce fait qu'il a observé : les proportions de sérine et de globuline des urines albumineuses sont, jusqu'à un certain point, sous la dépendance de la composition du sang.

En terminant ces considérations préliminaires, nous sommes heureux de dire que M. le professeur Lépine s'est acquis plus d'un titre à notre gratitude : il nous a suggéré l'idée de ce travail, ouvert son laboratoire, et sans cesse, les conseils de ce maître sont venus en aide à notre inexpérience, aussi, est-ce avec la plus vive satisfaction que nous lui témoignons ici notre profonde et sincère reconnaissance.

PREMIÈRE PARTIE

Manuel opératoire de nos dosages

Dosage de la globuline. — On peut opérer sur un
volume quelconque, mais si la chose est possible, il
est bon de faire un choix et celui-ci dépendra de la
richesse en matières albuminoïdes du liquide employé : plus ce liquide sera chargé, et moins il en
faudra ; on peut très bien opérer sur 10, voire même
5 cc. de sérum ; par contre, s'il s'agissait d'une urine,
il serait bon d'en avoir 20, 3o ou 4o cc. Il est clair
que plus la quantité sur laquelle on expérimente est
considérable, moins il y a de chances d'erreur, mais
il est utile de ne pas exagérer, car la filtration s'ef-

fectue très lentement. Pour notre compte, à part quelques cas exceptionnels, nous avons toujours opéré dans les limites des chiffres cités plus haut.

Étant donnée une certaine quantité d'un liquide albumineux, la première chose à faire c'est d'en rechercher la réaction : il est nécessaire, pour la rigueur de l'expérience, que celle-ci soit acide ; si elle ne l'est pas, on aura soin d'additionner de quelques gouttes d'acide acétique et de s'arrêter juste au moment où une bande de papier tournesol bleu, trempée dans le liquide, virera au rouge ; trop d'acide aurait un inconvénient analogue à un excès d'alcali : il empêcherait la coagulation d'une petite partie de matière albuminoïde.

Ensuite on sature son liquide avec du sulfate de magnésie : on reconnaîtra que ce but est atteint lorsque, malgré l'agitation, une couche de sel persistera à se déposer au fond du verre.

On pourrait, après avoir laissé reposer le tout pendant quelques minutes, commencer la filtration ; mais il est préférable d'attendre beaucoup plus longtemps (10 à 12 h.).

Dans l'intervalle on a, en outre, pris soin d'agiter plusieurs fois la liqueur. Avec de telles précautions on obtient de magnifiques flocons de globuline, en quantité aussi considérable que possible, nageant au sein d'un liquide très-clair qui filtrera bien plus facilement.

Un bon filtre doit être fin, solide et incapable de diminuer sensiblement de poids. Le papier Berzélius qu'on a fait tremper une heure ou deux dans une eau très-légèrement acidulée par l'acide chlorhydrique (trop d'acide le rendrait cassant) et ensuite lavé à l'eau ordinaire pour chasser les traces d'acide, satisfait à toutes ces conditions. On dessèche alors ce filtre dans une étuve jusqu'à ce qu'il ne perde plus de son poids : un séjour de trois ou quatre heures, à une température de 110° ou 115°, est bien suffisant.

On a eu soin de se munir préalablement d'un flacon léger, bouchant à l'émeri, et dont le poids connu a été pris rapidement, après dessication convenable, sous un excitateur, à la température ordinaire.

Le filtre, au sortir de l'étuve, est enfermé dans ce flacon, et le tout est immédiatement placé sous l'excitateur pendant 12 ou 15 minutes, pour être pesé ensuite, avec diligence, sur une balance de précision.

Ce nouveau poids, moins celui du flacon, donne évidemment celui du filtre.

Ce filtre est disposé sur un entonnoir cannelé, alors on y verse en décantant le liquide dont il est parlé plus haut, liquide saturé de sulfate de magnésie, et tenant la globuline en suspension.

Le verre qui renfermait le contenu précédent en retient encore une quantité notable sur ses parois, il est nécessaire de le rincer, on le fait avec une solution saturée de sulfate de magnésie et l'eau de lavage est à son tour passée au filtre. Quand celui-ci a terminé son débit, il est encore indispensable de le laver à plusieurs reprises avec la solution saturée de sel magnésien, afin de le débarrasser des substances étrangères dissoutes qui l'imbibent, notamment de la sérine.

Le moment est venu d'enlever le filtrat et de le couvrir en attendant qu'on puisse le reprendre de nouveau pour en séparer la sérine. Jusqu'ici le filtre et son contenu ont dû nécessairement se trouver en présence d'un excès de sel magnésien ; désormais celui-ci devient gênant et il faut le faire disparaître. Lavera-t-on avec de l'eau froide ? Sans doute celle-ci ne dissout pas la globuline, mais elle acquiert pour cette substance des propriétés éminemment dissolvantes en présence d'une petite quantité de sulfate de magnésie. Le lavage à l'eau bouillante semble théoriquement satisfaire à ce désideratum, mais l'expérience démontre que la température baisse rapidement, et, qu'à un moment, n'étant plus assez élevée, elle permet la dissolution d'une certaine quantité d'albumine qui traverse alors le filtre.

Le procédé le plus rigoureux et le plus pratique, procédé dont nous avons toujours fait usage, est le suivant.

Le filtre chargé de globuline est mis dans une capsule renfermant une petite quantité d'eau, on fait alors bouillir le tout; on fait même une pâte si on le juge nécessaire. Le tout est alors jeté sur un deuxième filtre dont le poids connu a été déterminé dans les conditions de rigueur énoncées plus haut. On peut alors laver avec de l'eau à n'importe quelle température, car la globuline une fois coagulée par la chaleur ne se dissout plus. Lorsque le filtrat ne se précipite plus par le chlorure de barium, le lavage est terminé. Il ne reste plus qu'à dessécher à l'étuve et à peser en flacon fermé à l'émeri, comme il est dit plus haut.

Le poids obtenu, diminué de celui du flacon et des deux filtres, donne le poids de la globuline avec toute l'exactitude possible.

DOSAGE DE LA SÉRINE

Revenons au filtrat dont nous avons parlé plus haut et qui tient en dissolution la sérine. Après l'avoir additionné de quelques gouttes d'acide azotique, on le chauffe dans une capsule jusqu'à ébullition et on le jette sur un filtre de poids connu. Le débit terminé, on lave à l'eau distillée, il est préférable que celle-ci soit chaude, car la filtration se fera mieux. Le lavage est terminé quand il n'y a plus de sulfate de magnésie, c'est-à-dire, quand on n'obtient plus de précipité par le chlorure de baryum.

L'addition de quelques gouttes d'acide azotique n'est pas nécessaire, mais elle est utile, en ce sens, qu'elle a pour effet d'agglomérer les molécules de sérine.

DOSAGE DE L'ALBUMINE TOTALE

On acidifie le liquide, on le coagule par la chaleur, on filtre, on dessèche et on pèse.

Tel est le procédé que nous avons toujours employé. Car il n'en existe pas actuellement de plus rigoureux.

Nous abordons maintenant la partie clinique de notre travail.

OBSERVATION I

DILATATION DU CŒUR. — INSUFFISANCE MITRALE. — BRUIT DE
GALOP. — PÉRICARDITE. — DOUBLE PLEURÉSIE.

Salle Sainte-Elisabeth, n° 9. — Service de M. le professeur Lépine.

Antoine D..., chauffeur, âgé de 40 ans, entre à l'Hôtel-Dieu
le 28 avril 1882.

Bonne santé antérieure, jamais de maladies, jamais de rhumatisme. Il était autrefois cultivateur, mais depuis trois ans il
est chauffeur d'usine à gaz, profession très pénible.

Il a de l'oppression depuis 3 mois, très augmentée depuis
quinze jours et accompagnée de battements douloureux à l'épi-
gastre et d'œdème des jambes.

Actuellement le malade est robuste et fortement bâti. Il est
oppressé et ne peut se coucher complètement sur son lit à
cause de la gêne respiratoire.

Les veines du cou sont un peu gonflées, mais il n'y a pas de
pouls veineux.

Les artères temporales et radiales sont un peu flexueuses.

La radiale gauche ne se perçoit presque pas, le pouls, à droite,
est assez fort, mou et irrégulier.

On ne sent pas battre la pointe.

L'oreille appliquée immédiatement au-dessous du mamelon
entend les deux bruits du cœur, mais le premier est sourd.
Un peu plus en dehors et toujours à la même hauteur on perçoit un souffle systolique en jet de vapeur, se propageant dans
l'aisselle. Si l'on se reporte en dedans, mais également à la
même hauteur, le premier bruit devient sourd, et on le trouve
précédé d'un léger bruit : c'est un galop.

Congestion aux deux bases des poumons avec râles sous-
crépitants.

L'urine traitée par l'acide nitrique donne un précipité d'albumine assez abondant.

Traitement : o gr. 25 de caféine.

Ier mai. — Le malade est plus oppressé que la veille. — Le pouls presque insensible est à 120. — On note la persistance du souffle systolique à la pointe, et du bruit de galop.

L'urine albumineuse renferme :

Albumine totale. . . . 4.309. — Pour 100 d'albumine.

Sérine. . . . . 2.635. — Sérine 61.15.

Globuline . . . . 1.602. — Globuline 37.17.

On ordonne 1 gr. de caféine.

Du 2 au 10 mai. — L'état du malade a peu varié. — L'œdème est à peu près le même. — Les battements du cœur sont réguliers, leur nombre oscille entre 100 et 120 ; les bruits anormaux persistent sans changements notables. — Le sommeil est satisfaisant. — L'albuminurie ne paraît pas avoir diminué, et, *de visu*, on remarque facilement que la quantité de sérine prédomine.

La caféine est supprimée depuis le 9 mai.

11 mai. — La nuit précédente a été mauvaise. — L'oppression a augmenté et l'œdème est plus considérable. — Liquide dans les plèvres.

Traitement : o gr. 30 de digitale.

L'albuminurie persiste avec les caractères suivants :

Albumine totale. . . . 4.247. — Pour 100 d'albumine.

Sérine . . . . 2.572. — Sérine 60.56.

Globuline. . . . . . . 1.599. — Globuline 37.65.

Du 12 au 19 mai. — La digitale est remplacée par 1 gr. de caféine. Le malade se trouve d'abord un peu mieux, mais l'état du cœur reste le même. — L'albuminurie toujours abondante ne semble pas modifiée.

20 mai. — Oppression plus grande. — Pouls à 150. — L'hydrothorax fait des progrès.

21 mai. — L'état du malade est encore bien plus mauvais que la veille et nécessite la thoracentèse du côté gauche.

Vers midi, il se produit une expectoration albumineuse assez abondante qui est arrêtée par une application du marteau de Mayor. Quelque temps après, cette expectoration apparaît de nouveau, mais elle est faible et cesse bientôt.

Une partie des crachats, du liquide de ponction et des urines sont recueillis et étudiés au point de vue des matières albuminoïdes qu'ils renferment. Voici les résultats.

Liquide pleural :

Albumine totale. . . . 43.346. — Pour 100 d'albumine.
Sérine . . . . 23.107. — Sérine 53.30.
Globuline. . . . . . . 20.214. — Globuline 46.63.

Crachats :

Albumine totale. . . 32.672. — Pour 100 d'albumine.
Sérine . . . . . . , . . 19.85 . — Sérine 60.75.
Globuline. . . . . . . 12.75 . — Globuline 39.02.

Urines :

Albumine totale. . . . 3.433. — Pour 100 d'albumine.
Sérine . . . . 1.756. — Sérine 51.15.
Globuline . . . . . . 1.620. — Globuline 47.18.

22 mai. — Le malade est moins oppressé, mais son pouls est toujours très rapide : il atteint 160. Ce chiffre persiste les jours suivants sans être influencé sensiblement par la variation de la dose de caféine qui est réduite à 0 gr. 50, puis supprimée. — L'apparition d'un frottement péricardique explique cette accélération des battements du cœur.

L'albuminurie persiste, mais elle paraît diminuer graduellement et avec rapidité : en outre, la proportion de globuline s'abaisse un peu.

30 mai. Albumine totale . 2.099. — Pour 100 d'albumine.
Sérine . . . . . . 1.120. — Sérine 53.36.
Globuline . . . . 0.910. — Globuline 43.35.

Traitement : o gr. 35 de digitale. Cette dose est portée à o gr. 80, le 2 juin

Les 31 mai, 1, 2, 3, 4 juin, le nombre des battements cardiaques oscille autour de 88, mais le pouls est très petit et très mou.

Quant au liquide pleural dont la quantité avait diminué à la suite d'une ponction, il est presque revenu à son volume primitif.

L'urine renferme toujours de l'albumine, mais la proportion de celle-ci a baissé.

4 juin. Albumine totale. .   1.070. — Pour 100 d'albumine.
    Sérine . . . . 0.602. — Sérine 56.26.
    Globuline. . . . . 0.396. — Globuline 37.00.

7 juin. — L'anneau albumineux des urines mesure à peu près deux millimètres d'épaisseur.

8, 9, 10, 11 juin. — Les urines sont un peu troubles. — L'albumine est en très faible proportion. — Le nombre des battements du cœur oscille toujours entre 85, 90 et 100.

12 juin. — La digitale est remplacée par 1 gr. de caféine.

14 juin. — Augmentation de la dose de caféine ; celle-ci est portée à 2 gr. 50 le 16 juin. Le malade la tolère très bien.

17 juin. — Nouvelle ponction à droite. Voici la composition du liquide en matières albuminoïdes.

Albumine totale. . 43.280. — Pour 100 d'albumine.
Sérine . . . . . . 21.610. — Sérine 49,93.
Globuline. . . . . 21.589. — Globuline 49.88.

18, 19, 20, 21, 22 juin. — Le malade va plus mal. Son urine renferme une petite quantité d'albumine.

23 juin. — Nouvelle ponction à gauche. — Etude du liquide comme de coutume. — Résultats :

    Albumine totale . . . . 41.218.
    Sérine. . . . . 20.108.
    Globuline . . . . 21.053.

Cette fois, la globuline l'emporte sur la sérine.

24 juin. — L'asystolie progresse. — Le malade est très pâle il succombe en conservant sa pâleur.

Autopsie. — Cœur dilaté et hypertrophié avec pâleur du myocarde. — Insuffisance mitrale par dilatation. — Epanchement dans les deux plèvres. — Péricardite récente sans épanchement (petite plaque molle à la pointe du ventricule gauche, en avant). — Anciens infarctus dans les deux reins.

Cette observation mérite qu'on s'y arrête un instant. D'abord, toutes les fois que l'urine a été examinée spécialement dans le but de connaître la composition de sa partie albumineuse, on y a trouvé de la *sérine* et de la *globuline.* Ce fait est aussi à noter pour les autres liquides également étudiés au cours de cette observation, sérosités pleurales et crachats. Ensuite, sauf dans un seul cas, la sérine s'est toujours montrée en quantité supérieure à la globuline. Et encore, dans l'exception signalée, le rapport des deux substances est-il bien près de l'unité, c'est-à-dire qu'elles sont presque égales. Quant à ce rapport il a été assez variable.

Nous avons étudié simultanément le liquide expectoré, le liquide retiré des deux plèvres et l'urine. Or l'examen comparatif des résultats montre que dans ces divers liquides il n'y a pas une bien grande différence dans le rapport de la sérine à la globuline. Ultérieurement nous aurons à revenir sur ce fait

OBSERVATION II

ÉRYSIPÈLE DE LA FACE. — NÉPHRITE RÉCIDIVÉE.

Salle Sainte-Elisabeth, n° 36. — Service de M. le professeur Lépine.

Auguste B..., âgé de 20 ans, garçon boulanger, entre le 20 avril 1882 pour un érysipèle de la face; c'est la première fois qu'il est atteint de cette affection.

Le début remonte à trois jours; le nez est devenu gros et douloureux. Le gonflement s'est ensuite étendu aux parties voisines, et actuellement il occupe la joue droite et la région frontale du même côté; ces parties sont en outre rouges et très douloureuses, elles sont également le siège d'une légère éruption vésiculeuse.

Dès le début il y a eu de la fièvre, de la céphalalgie et des douleurs lombaires; ces symptômes persistent toujours.

Le premier bruit du cœur est un peu soufflant à la pointe.

L'urine est albumineuse et renferme quelques globules rouges.

Traitement : Benzoate de soude 15 gr. — Sulfate de quinine 1 gr. 50.

Le 21 avril, on trouve dans l'urine les proportions suivantes de matières albuminoïdes :

Albumine totale. . . . 0.792. — Pour 100 d'albumine.
Sérine . . . . 0.456. — Sérine 57.5.
Globuline. . . . . . . 0.265. — Globuline 34.72.

Les 22 et 23 avril, l'état du malade ne change pas. Le lendemain 24 avril, l'érysipèle a quitté le côté droit pour venir à gauche, ce même jour on fait une nouvelle étude de l'urine qui donne pour les résultats obtenus :

Albumine totale. . . .   0.850. — Pour 100 d'albumine.
Sérine . . . .   0.475. — Serine 55.88.
Globuline. . . . . . .   0.312. — Globuline 36.70.

Les 25 et 26 avril, rien d'intéressant à signaler.

27 avril. — L'érysipèle a de nouveau passé à droite. — Il n'y a pas eu dosage des matières albuminoïdes, mais un simple essai par l'acide nitrique montre que le chiffre d'albumine totale noté précédemment doit être à peu près le même.

1er mai. — L'albumine totale n'est plus que de 0.472.

La décroissance continue. — On arrive au 14 du même mois sans qu'elle paraisse avoir été sensîblement interrompue; à cette date, on n'en trouve plus que des traces.

16 mai. — En arrivant le matin dans la salle, nous trouvons un magnifique érysipèle sur le côté gauche de la face. — L'albuminurie prend de nouveau une marche ascensionnelle.

Traitement : Salycilate de soude 4 gr.

17 mai. — Le mal n'a fait qu'empirer, toute la figure est rouge et uniformement distendue ; elle est en outre couverte de phlyctènes.—L'urine, toujours de plus en plus albumineuse, est recueillie; elle a fourni les proportions suivantes :

Albumine totale. . . .   0.816. — Pour 100 d'albumine.
Sérine . . . .   0.456. — Sérine 55.88.
Globuline. . . . . . .   0.307. — Globuline 37.62.

Traitement : On prescrit 10 gr. de salycilate de soude.

18 mai. — L'état du malade paraît être le même que la veille. — Un essai de l'urine par l'acide nitrique montre que la quantité d'albumine n'a pas changé ; mais le surlendemain, il y a une chute considérable, l'anneau n'a pas 2 millimètres d'épaisseur. A partir de cette époque la décroissance s'opère toujours mais bien lentement, car le 12 juin le malade a quitté l'hôpital ayant encore des traces d'albumine dans ses urines.

Ici encore, nous notons que les deux substances, sérine et globuline, n'ont jamais fait défaut dans tout le cours de la maladie.

La quantité de la première est restée constamment supérieure à celle de la seconde, et leur rapport a peu varié.

OBSERVATION III

ANCIENNE SYPHILIS. — ALBUMINURIE..

Salle Sainte-Elisabeth, n° 19. — Service de M. le professeur Lépine.

François N..., âgé de 39 ans, relieur, entre à l'hôpital le 20 mars 1882.

Pas d'antécédents héréditaires ni pathologiques, sauf la syphilis.

Au mois d'août 1867, le malade a eu des chancres. Il a été traité pour cet accident pendant deux mois à l'hôpital du Midi; il se rappelle seulement qu'on lui a fait des frictions mercurielles sur les mollets.

En 1869, apparaît une éruption de plaques blanchâtres sur la langue et sur les lèvres. Le malade ne suit pas de traitement, néanmoins elles disparaissent à la longue.

En 1871, au commencement de l'année, survient une céphalalgie intense avec nausées, mais sans vomissements. Le mal de tête persiste sans localisation précise, et au mois d'août de la même année, il s'accompagne de douleurs lombaires. A cette époque, le malade s'aperçoit qu'il a les pieds enflés; il consulte un médecin; celui-ci trouve de l'albumine dans l'urine et prescrit du lait et du sulfate de quinine.

La céphalalgie dure toujours. — L'œdème, peu considérable d'ailleurs, est intermittent.

Au mois de janvier 1881, le malade entre à l'Hôtel-Dieu, dans le service de M. le professeur Lépine. Le malade est toujours affecté de ses maux de tête et de son œdème intermittent. Mais on observe en outre chez lui une paralysie du moteur oculaire commun gauche survenue il y a 6 jours.

L'urine est assez abondante, pâle et donne, quand on la traite par l'acide nitrique, un anneau d'albumine correspondant à peu près à 3 gr. par litre.

Au bout de deux mois de traitement (frictions mercurielles et iodure de potassium), le malade sort incomplètement guéri de son œdème, de ses maux de tête, de sa paralysie et de son albuminurie.

Actuellement il revient parce que sa mémoire diminue, qu'il parle difficilement. D'ailleurs on note l'inégalité des pupilles: la droite est dilatée, mais les deux sont contractiles. Il y a un peu de douleur oculaire.

La céphalée a bien diminué; le malade s'en plaint quelquefois et seulement le soir.

Pas d'œdème, un peu d'embonpoint.

La langue est bonne; l'appétit est diminué; il y a un peu de constipation.

L'urine en quantité à peu près normale, est très pâle; elle ne renferme pas de sucre, mais l'acide nitrique y détermine un précipité assez abondant d'albumine.

Traitement : Le malade prend deux cuillerées par jour de sirop de Gibert.

Le 9 juin, on supprime le sirop de Gibert, et on le remplace par 1 gr. d'iodure de potassium.

Le 3 juillet, le malade demande à sortir. Il n'est pas enflé, l'appétit est assez bon, mais il a toujours à peu près 2,5 gr. d'albumine dans les urines. Cette quantité n'a jamais été notablement influencée par la nourriture.

EXAMEN DES URINES

22 mai.	Albumine totale .	2.801.	— Pour 100 d'albumine.
	Sérine	1.815.	— Sérine 64.44.
	Globuline	0.919.	— Globuline 32.80.
30 mai.	Albumine totale .	2.604.	— Pour 100 d'albumine.
	Sérine	1.723.	— Sérine 66.16.
	Globuline	818.	— Globuline 31.41.
12 juin.	Albumine totale .	2.419.	— Pour 100 d'albumine.
	Sérine	1.570.	— Sérine 64.90.
	Globuline	768.	— Globuline 31.75.
24 juin.	Albumine totale. .	2.672.	— Pour 100 d'albumine.
	Sérine	1.738.	— Sérine 64.59.
	Globuline.	0.875.	— Globuline 32.74.
3 juillet.	Albumine totale. .	2.532.	— Pour 100 d'albumine.
	Sérine	1.687.	— Sérine 66.62.
	Globuline	0.787.	— Globuline 31.08.

L'existence dans ces urines des deux matières albuminoïdes, séparables par le sulfate de magnésie, toujours remarquée jusqu'ici dans nos observations, est encore cette fois à signaler.

On voit également que la sérine conserve toujours aussi des proportions très supérieures à celles de la globuline.

Ce fait est, d'après M. Lépine, le cas le plus ordinaire dans les albuminuries chroniques.

OBSERVATION IV

Néphrite puerpérale — Anémie hydremique

Salle Sainte-Marie n° 35 -- Service de M. le professeur Lépine

Marguerite G..., tisseuse, âgée de 23 ans, entre à l'Hôtel-Dieu le 28 mars 1882. — Dans les antécédents, on trouve du rhumatisme chez la grand'mère maternelle. — La mère est morte à 38 ans d'une affection de poitrine. Sur 10 enfants, 4 sont morts en bas âge, les autres sont bien portants.

Antécédents pathologiques : Quelques manifestations scrofuleuses : maux d'yeux, impetigo du cuir chevelu dans l'enfance, à plusieurs reprises, abcès dans le creux de l'aisselle. Pas de maladie antérieure, jamais d'œdème ni de palpitations.

Il y a un mois et 10 jours, accouchement normal à la clinique obstétricale de la Charité. La malade affirme que l'examen de ses urines n'a jamais été fait ni avant ni après l'accouchement. Elle est restée 12 jours dans ce service. Après son départ, elle a essayé de reprendre son travail. Elle en a été empêchée par une douleur assez vive dans la fosse iliaque droite, douleur aujourd'hui disparue et que ne provoque pas la pression. Il n'y a jamais eu de douleurs lombaires. Pendant plusieurs jours après l'accouchement, la malade a eu de la rétention d'urine ayant nécessité le cathétérisme. Elle raconte que ses urines étaient épaisses, et que, d'autre part, elle éprouve depuis cette époque des douleurs avant et après les mictions, dont le nombre a augmenté.

Il y a 15 jours, sans cause occasionnelle appréciable, la malade a remarqué un peu d'œdème des paupières et de la face. Cet œdème est resté sensiblement stationnaire, lorsqu'il y a 5 jours, est venu s'y joindre de l'œdème des membres inférieurs ayant envahi successivement les pieds, les jambes, les cuisses et la grande lèvre : c'est ce qui a déterminé son entrée à l'hôpital.

Actuellement, on constate un œdème très manifeste des paupières. La face est bouffie, le cou est lui-même notablement tuméfié. Les joues sont colorées. Les jambes sont le siège d'un œdème considérable, remontant jusqu'à la partie supérieure de la cuisse.

Examen du cœur : La pointe bat dans le 5ᵉ espace intercostal en dedans de la ligne mamelonnaire ; à l'auscultation on trouve, à la pointe, lorsque la malade a fait quelques mouvements, 3 bruits n'ayant pas les caractères d'un galop. A la base rien d'anormal. Pas de souffle nulle part.

Le pouls est petit mais régulier.

Rien aux poumons.

Les urines renferment du muco-pus ; elles sont en outre albumineuses.

Traitement : Pendant son séjour à l'hôpital la malade a été traitée surtout par le lait et le fer.

29 mars. — L'urine après avoir été filtrée donne les proportions suivantes des matières albuminoïdes :

Albumine totale . . 3.186. — Pour 100 d'albumine.
Sérine . . . . 1.901. — Sérine 59,69
Globuline . . . . . . 1.204. — Globuline 37.99.

1 avril. — Retour de couches. — On compte 3 millions 1/2 de globules rouges.

On ordonne une injection de borax.

4 avril. — La perte continue. — On prescrit l'ergot de seigle.

6 avril. — Nouvel examen de l'urine :

Alb. totale 2.975

Le dosage de globuline et de la sérine n'a pas été fait, mais la séparation en a été opérée, et, à la seule vue, la dernière paraît prédominer.

Les jours suivants, on note que le dépôt des urines diminue.

15 avril. — Ce dépôt est léger. — L'urine filtrée donne en matières albuminoïdes les matières suivantes :

Albumine totale . .   2.841. — Pour 100 d'albumine.
Sérine . . . .   1.817. — Globuline 33.40.
Globuline . . . . .   0.949. — Sérine 63.95.

Des essais presque quotidiens faits par l'acide nitrique, sans dosage, montrent que l'albuminurie diminue; mais cette marche descendante ne s'effectue pas vite.

Le 22 avril. — On note que le dépôt des urines est de plus en plus faible. Quant aux proportions de matières albuminoïdes, elles sont représentées par les nombres suivants :

Albumine totale . .   1.965. — Pour 100 d'albumine.
Sérine . . . .   1.281. — Sérine 65.19.
Globuline . . . . .   0.627. — Globuline 31.90.

Du 23 au 30 avril. — On note une amélioration toujours croissante dans l'état de la malade. — La chute graduelle de l'albuminurie déjà signalée plus haut continue également.

Le 1er mai. — On a les résultats que voici :

Albumine totale. . .   1.125. — Pour 100 d'albumine.
Sérine . . . .   0.693. — Sérine 61.60.
Globuline . . . . .   0.352. — Globuline 31.29.

11 mai. — Un nouvel examen des urines a lieu :

Albumine totale . .   0.917. — Pour 100 d'albumine.
Sérine . . . .   0.605 (indirect). — Sérine 65.97
Globuline . . . . .   0.312. — Globuline 34.02.

Les jours suivants, la quantité d'albumine finit par tomber à 0 gr. 50, pour osciller ensuite autour de ce chiffre.

La malade sort le 23 mai, conservant encore un peu d'albuminurie.

Chez cette malade, il y a eu pendant quelque temps une assez notable quantité de pus dans l'urine ; mais vers le milieu de son séjour à l'hôpital, cet état purulent est devenu si faible qu'on peut le négliger ; on voit alors, en comparant l'albuminurie de la dernière période à celle de la première, que la présence du pus a augmenté la quantité d'albumine totale, mais que son influence sur le rapport de la globuline à la sérine n'a pas dû être bien grande.

OBSERVATION V

SCARLATINE

Salle Sainte-Elisabeth. — n° 4. — Service de M. le professeur Lépine.

Ce malade, âgé de 20 ans, cordonnier, entre à l'hôpital le 8 mai 1882. Il est étranger et s'explique mal. Ses camarades disent qu'il aurait pris mal avant-hier.

Etat actuel : Forte angine, enduit épais sur les amygdales, siégeant aussi vers le milieu de la langue ; la pointe et les bords de cette dernière sont rouges et humides.

On observe une éruption scarlatiniforme sur le dos et sur les membres où elle est en voie de desquamation.

Rien au cœur ni aux poumons. — Les urines sont albumineuses.

9 mai. — Dans la nuit précédente, le malade a déliré, il s'est levé trois fois. — L'examen des urines donne les résultats suivants :

Albumine totale . . 0.585. — Pour 100 d'albumine.
Sérine . . . . 0.310. — Sérine 52.90.
Globuline . . . . . 0.208. — Globuline 35.55.
Traitement : Bains froids.

Les jours suivants, l'albuminurie persiste, mais elle est très faible : on ne peut pas faire de dosages fructueux.

14 mai. — Le malade va mieux et son état continue à s'améliorer pendant quelque temps; le pouls oscille autour de 95 à 110.

20 mai. — On note une certaine agitation. — Les battements du cœur ont augmenté considérablement de fréquence.

21 mai. — L'auscultation fait découvrir un bruit de frottement localisé à la pointe du cœur

Traitement : vésicatoire.

L'urine ne renferme que des traces d'albumine.

22-30 mai. — On trouve toujours au cœur un bruit systolique de frottement, mais le pouls est moins fréquent; sa moyenne est de 110.

1 juin — Le malade a commis une imprudence : il a mangé de la brioche. La température s'élève et l'albumine augmente.

4 juin. — L'albuminurie est encore plus intense.

On fait un dosage qui fournit les résultats suivants :

Albumine totale. . . . 0.752. — Pour 100 d'albumine.
Sérine . . . . 0.486. — Sérine 63.62.
Globuline. . . . . . . 0.266. — Globuline 35.37.

4-7 juin. — Sous l'influence d'une diète lactée sévère l'albuminurie diminue : l'anneau formé par l'addition d'acide nitrique, a une épaisseur de deux millimètres à peine.

A partir de cette époque, la quantité d'albumine est toujours allée en décroissant.

Le malade est sorti dans les derniers jours de juin; il était guéri.

Dans les deux seuls dosages qu'il a été possible d'effectuer au cours de cette observation, on a remarqué une proportion pour cent de sérine et de globuline différente dans les deux cas, et en même temps, la prédominance de la sérine.

OBSERVATION VI

DILATATION DU COEUR. — INSUFFISANCE MITRALE. — HYDRO-
THORAX. — ALBUMINURIE TRANSITOIRE SANS CYLINDRES.
— BRUIT DE GALOP DU COEUR DROIT.

Salle Sainte-Marie n° 37. — Service de M. le professeur Lépine.

Pas d'antécédents héréditaires. — Menstruation établie à 16
ans, toujours régulière, supprimée depuis 10 années. Jamais
de rhumatisme. — Pas d'alcoolisme. — 1 grossesse. — Fièvre
typhoïde il y a une quinzaine d'années.

La malade ne sait pas répondre aux questions qu'on lui
pose, néanmoins, elle paraît avoir toussé tous les hivers depuis
plusieurs années.

Elle présente actuellement les symptômes suivants : dyspnée
intense, face cyanosée et légèrement bouffie. — 40 respirations
à la minute. — Gonflement des veines du cou avec pouls
veineux. — Les pulsations de la radiale sont petites, sans tension : on en compte 120.

La pointe du cœur bat dans le 5e espace, au-dessous du mamelon. — Léger frémissement à la palpation. — On entend
un souffle systolique à la pointe, accompagné d'un dédoublement du 2e temps. — Les bruits du cœur sont un peu sourds et
mal frappés.

Aux poumons on trouve une matité de bois dans les 2/3 inférieurs, du côté gauche, avec une respiration obscure et râles
sous-crépitants fins à la base ; il y a un peu de sub-matité avec
de nombreux râles sous-crépitants fins à la base droite.

Aux jambes, on note un œdème assez considérable, qui se
retrouve aux bras, mais à un plus faible degré. Cet œdème ne
daterait que d'une quinzaine de jours.

Les urines sont rares ; elles contiennent beaucoup d'urates et très-peu d'albumine.

Traitement : lait, 0,30 de digitale.

25 avril. — Le frémissement de la pointe est plus faible, le pouls veineux est au contraire plus marqué. — Le souffle cardiaque a diminué. — Le 2ᵉ bruit du dédoublement s'entend à peine.

Le pouls est à 120, petit et régulier.

La respiration est accélérée.

Globules rouges, 4,500,000.

Traitement : 0,30 caféine.

26 avril. — Ce matin la malade se trouve mieux. — Le frémissement de la pointe a disparu. — Le souffle est très faible ; mais il y a un bruit de galop.

Les urines ne contiennent que très-peu d'albumine, pas de cylindres ; mais, en revanche, on y trouve un fort dépôt d'urates et de mucus.

28 avril. — L'œdème a presque disparu. — Le cœur est régulier et sans frémissement. — Le pouls est à 88. — Galop bien net du cœur droit. — L'appétit semble revenir.

29 avril. — L'état de la malade est le même que la veille.

3 mai. — Le souffle de la pointe est plus intense. — L'urine ne renferme pas d'albumine. — Dégoût pour la caféine : on la supprime.

4 mai. — L'épanchement de la plèvre gauche s'est résorbé. Le frémissement cardiaque reparaît. — Pas de souffle. — Un peu d'irrégularité du cœur. — bruit de galop intense. — Pouls à 128.

Traitement : 0,60 de caféine.

6 mai. — Le souffle de la pointe reparaît. — Le frémissement diminue. — Le pouls est à 126, il est irrégulier.

Traitement : 0.80 de caféine.

7 mai. — Le cœur est le même. — Le gonflement des veines

du cou a augmenté. — La malade a vomi avant de prendre sa potion. — Le pouls est à 126.

Traitement: on supprime la caféine.

8 mai. — Pouls irrégulier est à 120. — La malade est très oppressée. — La peau est chaude. — La respiration est plus fréquente que d'habitude.— Le frémissement cardiaque est très prononcé.—La malade se plaint de souffrir dans le côté gauche: on l'examine et on y trouve une diminution des vibrations et du murmure vésiculaire sans égophonie ni souffle, mais avec tympanisme au sommet, en avant.— Il y a en outre de la matité à la base, et cette matité se déplace. — Un peu de délire.

Traitement : Vésicatoire. — Injection de morphine.

9 mai. — L'état cérébral est le même que la veille. — Le pouls est toujours irrégulier, il n'augmente pas et ne diminue pas de fréquence.— Il n'y a rien de plus à signaler ni au cœur ni aux poumons.

Traitement : 0,60 digitale.

12 mai.— Pas d'amélioration ; on remplace la digitale par 0,60 de caféine.

13-14-15 mai. — Les battements du cœur toujours irréguliers ont varié entre 96 et 108. — L'épanchement de la plèvre gauche augmente.

Traitement ; on supprime la caféine.

16 mai. — L'état de la malade nécessite une ponction. On retire de la cavité pleurale gauche 2/3 litre de liquide clair, citrin dont la teneur en matières albuminoïdes est la suivante :

Albumine totale. . . . 45.883. — Pour 100 d'albumine.
Sérine. . . . . 25.650. — Sérine 55.90.
Globuline. . . . . . . 20.164. — Globuline 43.90.

Traitement : 0,80 de caféine.

17 mai. — Le pouls est très-irrégulier. — Il a coulé du liquide pendant la nuit.

20 mai. — On porte à 1 gr. la dose de caféine.

22 mai. — On procède à une ponction, du même côté. Cette fois on ne retire qu'un demi litre de liquide. En apparence, ce dernier a tous les caractères du précédent, et n'en diffère que légèrement par les matières albuminoïdes qu'il renferme :

Albumine totale. . . . 43.927. — Pour 100 d'albumine.
Sérine. . . . . 24.761. — Sérine 56.36.
Globuline. . . . . . . 19.101. — Globuline 43.48.

23 mai. — La malade se trouve mieux à cause de la ponction qu'on lui a faite; mais son cœur est toujours très irrégulier.

24-27 mai. — L'état de la malade est à peu près le même. Elle demande à sortir.

Dans les derniers jours de juin, elle rentre dans le service de M. Boucaud. — On lui fait une nouvelle ponction : le liquide est purulent. La mort arrive le lendemain.

Autopsie. — Pleurésie purulente à gauche. — Le cœur pèse 350 gr., il est très flasque, les cavités sont dilatées mais il n'y a pas de lésions d'orifice, ni d'hypertrophie.

Le foie ne paraît pas sensiblement muscade.

Les reins sont de volume normal.

Nous retrouvons dans cette observation ce que nous avons généralement noté jusqu'ici : sérine et globuline, la première l'emportant sur la seconde; mais la proportion pour cent de ces matières, trouvée dans les deux analyses, a peu changé.

OBSERVATION VII

PLEURÉSIE TUBERCULEUSE GAUCHE. — THORACENTÈSE IN
EXTREMIS. — AMÉLIORATION PASSAGÈRE. — MORT.

Salle Sainte-Elisabeth, n° 22. — Service de M. le professeur Lépine.

Ce malade entre le 16 mai. — En 1870, il a eu la dyssente-
rie, depuis cette époque il a de la diarrhée. Il tousse beaucoup
tous les hivers depuis plusieurs années, mais cette fois le rhume
n'a pas disparu au commencement de la belle saison.

Il n'y a pas eu d'hémoptysie, mais il existe des sueurs noc-
turnes et les forces ont diminué.

La face est pâle; il y a de l'ascite et un anasarque de la moitié
inférieure du corps. — La température est sub-normale : 35.6;
elle a été prise dans le rectum. L'oppression est très grande.

A l'examen de la poitrine, on trouve de la matité avec des
craquements au sommet droit, et des signes de pleurésie à
gauche. — Le cœur est fortement dévié à droite. Asphyxie,
état général des plus graves. — On fait une ponction d'urgence
et on retire un litre et demi d'un liquide coloré, mais il en reste
encore beaucoup dans la plèvre. — Il se produit une amélioration passagère; le malade meurt la nuit suivante.

Autopsie. — Pleurésie gauche avec néo-membranes épaisses et vasculaires. — La cavité pleurale du même côté renferme
encore deux litres de liquide coloré. — Rien dans la plèvre
droite. — Excavation au sommet droit entouré d'un tissu jau-
nâtre et induré.

On trouve des ulcérations tuberculeuses dans l'intestin grêle
et davantage encore sur le cœcum. — On note aussi du ca-
tarrhe intestinal.

Le liquide de ponction a été étudié ; voici les résultats :
Albumine totale. . . . 49.66. — Pour 100 d'albumine.
Sérine . . . . 24.75. — Sérine 51.89.
Globuline. . . . . . . 24.40. — Globuline 49.13.

On peut dire qu'ici il y a sensiblement autant de globuline que de sérine.

DEUXIÈME PARTIE

L'observation I nous a montré que dans l'urine, dans la sérosité pleurale et dans le liquide d'une expectoration albumineuse, recueillis à peu près au même moment et chez le même malade, la proportion de sérine et de globuline a été la suivante :

URINE

	Pour 100 d'albumine
Sérine	51.15
Globuline	47.18

SÉROSITÉ

	Pour 100 d'albumine
Sérine	53.30
Globuline	46.63

LIQUIDE EXPECTORÉ

	Pour 100 d'albumine
Sérine	60.75
Globuline	39.02

c'est-à-dire qu'il y a surtout entre les deux premiers liquides) une grande analogie de composition.

C'est également ce que M. Estelle a observé en étudiant comparativement le sang et l'urine de plusieurs malades.

Bien que nous n'ayons pas eu la satisfaction de faire une constatation semblable, les émissions sanguines étant rarement indiquées chez les albuminuriques, et l'occasion d'en pratiquer ne s'étant jamais présentée dans le cours des observations cliniques relatées plus haut, nous sommes tout disposé à admettre avec M. Estelle qu'il existe vraisemblablement une relation plus ou moins directe entre la composition du sang et celle des liquides transsudés ; mais on comprend qu'il ne puisse pas y avoir identité dans la proportion centésimale de sérine et de globuline, ces matières filtrant avec des vitesses inégales, et le processus d'après lequel elles sortent du sang étant d'ailleurs un processus complexe dans lequel les propriétés des épithéliums jouent certainement un grand rôle.

On a vu, de plus, que chez nos malades, à quelques jours d'intervalle, la proportion centésimale de chacune des deux matières albuminoïdes s'est modifiée (1). Pourquoi en a-t-il été ainsi ? Si l'on songe que dans le sang il y a toujours et de la sérine et de

___

(1) M. Savioli, sous la direction de M. Ludwig, a récemment étudié la composition du sérum du sang chez plusieurs chiens au point de vue de la quantité relative de sérine et de globuline qu'il renferme, et constaté que la proportion de ces matières y est en effet assez variable d'un jour à l'autre (*Arch. f. Anatomie*), 1880)

la globuline, mais, dans un rapport variable à divers moments, on incline à penser que les variations de composition de ces liquides correspondent à des variations dans le même sens survenues dans le sang. A l'appui de cette idée, on peut indiquer le résultat de l'intéressante expérience faite par M. Estelle, à l'instigation de M. le professeur Lépine et consistant à injecter une solution de sérine dans la veine jugulaire d'un cobaye : il y a eu une sérinurie pure.

Nous n'avons pas répété cette expérience, mais nous l'avons variée en injectant de la globuline au lieu de sérine

La seule difficulté d'une expérienee semblable consiste dans la préparation de la solution à injecter; aussi devons nous indiquer comment nous avons procédé.

Préparation de la globuline (¹)

Nous partons de ce fait : une solution saturée de chlorure de sodium précipite la globuline; une solution étendue la dissout.

On prend une certaine quantité de sérum ou de sérosité (100, 150, 200, etc.), selon le besoin. On y ajoute du chlorure de sodium jusqu'à saturation ; ce

(1) Nous eussions pu, sans doute, préparer de la globuline en la précipitant à l'aide du sulfate de magnésie et en la redissolvant dans l'eau : mais le liquide renfermant encore une proportion excessivement forte de sulfate de magnésie, il faut le soumettre à une dialyse prolongée pendant laquelle il a le temps de s'altérer. Comme une petite proportion de chlorure de sodium a moins d'inconvénient, nous avons employé ce dernier sel.

degré est atteint lorsque, malgré l'agitation, une couche de sel très appréciable se dépose au fond du verre. Par le fait de la dissolution du chlorure de sodium la température du vase et de son contenu s'est un peu abaissée. On attend qu'elle ait repris son équilibre avec le milieu ambiant et on agite de nouveau. A partir de cet instant on pourrait, après un quart d'heure ou vingt minutes, verser, en décantant, le liquide sur un filtre, mais il y a avantage à attendre beaucoup plus longtemps. Le plus simple est de faire cette petite opération le soir : on la couvre pour qn'elle ne se charge pas de poussière et on la laisse jusqu'au lendemain matin ; c'est ce que nous avons toujours fait. Dans cet intervalle, les molécules de globuline se sont agrégées, ont formé une ou plusieurs masses compactes et flottantes au milieu d'un liquide parfaitement limpide. C'est le moment de filtrer. On se sert de papier Berzelius pour des raisons bien connues, et on verse en décantant. Que reste-t-il dans le verre ? Une couche plus ou moins épaisse de chlorure de sodium avec un peu de la matière albuminoïde précipitée qu'on peut négliger, puisqu'il ne s'agit pas d'un dosage.

La filtration est achevée, mais notre filtre est imbibé, on peut le dire, d'une solution de sérine dont la présence troublerait le résultat qu'on se propose d'obtenir ; il faut s'en débarrasser et rien n'est plus simple : il suffit de le laver avec une solution saturée de chlorure de sodium. Un ou deux lavages suffisent ; ce qui reste de matières à éliminer est insignifiant.

On aperçoit alors sur les parois du filtre une

épaisse couche de globuline. Est-on pressé ? On peut en recueillir directement la plus grande partie avec une curette, car le filtre est solide et se trouve soutenu par l'entonnoir. La masse molle ainsi obtenue est diluée dans un peu d'eau pure dont le volume est augmenté graduellement jusqu'à dissolution de la matière albuminoïde. On comprend pourquoi on ne se sert pas d'eau salée : c'est parce que la substance qu'on veut dissoudre est imbibée d'une solution saturée de sel marin, et la dissolution aura lieu quand la liqueur ne renfermera plus que un pour dix de chlorure de sodium. A ce moment, et si l'on veut obtenir un liquide plus étendu, on continue l'addition d'eau pure sans risque d'amener un trouble tant que le titre ne sera pas inférieur à 1 pour 5o (D'après M. Wurtz, 1 gr. 974 de chlorure de sodium suffisent pour dissoudre 1 gr. de globuline dans 100 gr. d'eau pure). Après quoi on filtre de nouveau. On obtient ainsi une solution pure et parfaitement limpide de globuline dont la proportion est facile à déterminer : il suffit pour cela de prendre quelques centimètres cubes et de les analyser.

2° Voici un autre moyen : on a sur un filtre la globuline précipitée par le chlorure de sodium ; ce filtre est supporté par un entonnoir dont on a fermé l'orifice inférieur ; on arrose avec de l'eau ordinaire dont la quantité varie avec le degré de concentration de la solution qu'on a en vue d'obtenir.

L'entonnoir ne peut pas débiter son contenu puisqu'il est fermé ; on le couvre et on laisse l'eau et la globuline en contact pendant quelques instants, après quoi on laisse la filtration s'opérer : le filtrat est une belle solution de globuline parfaitement limpide ; son titre est déterminé comme précédemment.

Nous n'ignorons pas qu'on pourrait encore préparer de la globuline au moyen de l'acide carbonique en opérant comme il suit : faire passer un courant de ce gaz dans un liquide albumineux, du sérum, par exemple, renfermant les deux substances : globuline et sérine ; ce liquide étant, au préalable, étendu de 10 fois son volume d'eau.

Voici l'inconvénient du procédé : il se produit une mousse abondante qui, bientôt, à moins d'employer un vase à dimensions colossales, déborde partout, salit l'appareil et entraîne une partie du produit que l'on recueille. En outre l'acide carbonique précipite très peu de globuline. Aussi, n'avons-nous eu recours à ce procédé que pour deux expériences.

Injections intra-péritonéales chez le cobaye

MANUEL OPÉRATOIRE

Après en avoir coupé les poils, on incise la paroi abdominale sur la ligne médiane, dans une étendue de 8 ou 10 millimètres environ, en ayant soin de ne pas arriver tout à fait avec le bistouri jusqu'au péritoine ; on entre, dans la cavité de ce dernier, avec une sonde cannelée très propre dont l'extrémité mousse ne risque pas de crever l'intestin ; suivant alors la rainure de l'instrument avec le bout d'une seringue préparée d'avance, et contenant le liquide à injecter, on arrive très facilement dans la cavité de la séreuse. La sonde retirée, il ne reste plus qu'à pousser le piston. On aura soin, en retirant la seringue, de pincer les lèvres de la plaie afin d'empêcher le liquide de sortir. Enfin quand on aura passé un ou deux points de suture, et recouvert d'une couche de collodion élastique pour être sûr qu'il ne s'écoulera pas une seule goutte de l'injection, la petite opération sera terminée. L'animal doit être mis ensuite dans une cage très propre.

EXPÉRIENCE I

ALBUMINURIE CHEZ UN COBAYE, DÉTERMINÉE PAR L'INJECTION INTRA-PÉRITONÉALE (1) DE 40°° D'UNE SOLUTION DE GLOBULINE.

L'injection a été faite vers 5 h. du soir. Le procédé suivi est exposé plus haut. Dans le cas présent, nous avons obtenu la globuline en faisant passer un courant de gaz carbonique dans du sérum de cheval ; ce mode de préparation ayant déjà été décrit, nous n'y revenons pas.

L'animal soumis à l'expérience est de taille moyenne ; on l'a apporté tout récemment de la campagne. Mort 40 heures après l'opération.

A l'autopsie du petit animal, il n'y a rien à noter.

(1) Dans nos expériences sur le cobaye, l'injection a été faite dans le péritoine et non dans les veines. Nous avons procédé de la sorte parce que l'opération est plus facile. On remarquera que de cette manière nous avons échappé à l'objection, d'ailleurs peu sérieuse, que l'albuminurie aurait été le résultat d'une élévation de la tension sanguine.

Toutes les urines ont été recueillies, toujours elles ont été albumineuses, mais surtout pendant les 18 premières heures: — Traitées par l'acide nitrique, elles offraient un précipité d'albumine très marqué ; celui-ci n'était plus représenté que par des traces insignifiantes, si, au préalable, on avait saturé l'urine de sulfate de magnésie et jeté ensuite le tout sur un filtre.

Nous pensons qu'il s'agit bien ici d'une globulinurie, due uniquement au passage dans les urines de la matière albuminoïde dont la solution a été injectée dans le péritoine.

EXPÉRIENCE II

ALBUMINURIE CHEZ UN COBAYE PRODUITE PAR L'INJECTION INTRA-PÉRITONÉALE DE 30^{cc} D'UNE SOLUTION DE GLOBULINE.

Le cochon d'Inde soumis à cette nouvelle expérience est un peu plus petit que le précédent. La solution a été préparée de la même façon que la première, seulement, au lieu de sérum, nous nous sommes servi de la sérosité pleurale du n° 9, retirée lors de la première ponction. (L'observation de ce malade est rapportée plus haut).

On a eu soin de recueillir toutes les urines; toutes, elles étaient albumineuses, surtout les premières. Traitées à diverses reprises par le sulfate de magnésie et filtrées ensuite, elles n'offraient plus par l'addition d'acide nitrique qu'un trouble presque imperceptible et forcé, dû au passage d'une petite quantité de l'albumine de l'animal, lors de l'élimination de la matière injectée.

Notre petit cobaye est mort, cette fois, au bout de 36 heures à peine. L'autopsie a été faite et on n'a pas trouvé de lésions.

Cette observation confirme la première : ici comme là, on doit reconnaître qu'il y a passage dans l'urine de la substance injectée.

Nous avons répété ces expériences sur des chiens.

EXPÉRIENCE III

ALBUMINERIE CHEZ UNE JEUNE CHIENNE BOULE-DOGUE DE PETITE TAILLE, A LA SUITE D'UNE INJECTION INTRA-VEINEUSE DE 100^{cc} D'UNE SOLUTION DE GLOBULINE.

La préparation de la globuline, cette fois, a été faite par le chlorure de sodium. Le procédé a été décrit plus haut. Nous avons employé du sérum de cheval.

Il est 10 heures du matin, on sonde la chienne (dont le périné a été fendu la veille). — La veine fémorale est découverte. — Le liquide à injecter est tout prêt, sa température est de 39° centigrades, et celle de la seringue est la même. — L'injection a lieu en deux temps égaux, elle seule a duré plus de 20 minutes ; on l'a donc faite très lentement : cette dernière condition est de rigueur, si l'on veut éviter une albuminurie par excès de pression veineuse.

On lave la plaie avec une eau légèrement phéniquée, et la chienne est mise dans une cage très propre.

Il est une heure de l'après-midi. — Le récipient de la cage ne renferme pas d'urine, on sonde l'animal, on recueille ainsi un liquide de couleur ordinaire et parfaitement limpide. Une portion, traitée par l'acide nitrique, donne un beau précipité albumineux. On en prend une nouvelle quantité, on la sature de sulfate de magnésie, et après un repos de quelques heures, on la filtre ; le filtre est additionné de quelques gouttes d'acide azotique qui, cette fois, ne parvient plus à déterminer qu'un léger trouble indiquant une trace de sérine ; ce phénomène s'est déjà produit chez le cochon d'Inde ; l'explication en a été donnée et nous pensons qu'elle doit être la même dans les deux cas.

Deux heures après, le récipient est encore vide ; nouveau cathétérisme. L'urine obtenue a tous les caractères de la précédente, sauf pour la quantité de globuline contenue : celle-ci est bien plus faible que la première fois.

Il est 5 heures du soir, on sonde encore la chienne. L'urine est toujours de couleur normale, parfaitement limpide, mais le trouble qu'y détermine l'acide nitrique s'accuse de moins en moins ; hâtons-nous d'ajouter qu'il s'agit toujours de la matière précipitable par le sulfate de magnésie, et, chose curieuse, uniquement de cette matière : la trace de sérine signalée plus haut a disparu.

Le lendemain, à 8 heures du matin, les urines ne renferment pas trace d'albumine.

Quant à l'animal soumis à l'expérience, il a succombé quelques jours après à une hémorrhagie.

Ici encore, et pour les mêmes motifs que chez les cochons d'Inde déjà étudiés, nous admettons le passage dans l'urine de la globuline injectée.

On a pu noter, au cours de cette observation, que la matière albuminoïde introduite dans le torrent circulatoire, par la veine fémorale, s'est éliminée rapidement, au bout de quelques heures il n'en passait presque plus. Dès lors, il est aisé de conclure à la possibilité d'un dosage même facile de la substance éliminée. Curieux de faire une étude comparative du poids rendu et du poids injecté, nous avons reproduit la même expérience.

EXPÉRIENCE IV

ALBUMINURIE CHEZ UNE CHIENNE DE CHASSE DE MOYENNE TAILLE,
A LA SUITE D'UNE INJECTION INTRA-VEINEUSE DE 100^{cc} D'UNE
SOLUTION DE GLOBULINE.

La solution de globuline renferme 3 gr. de cette substance retirée d'un sérum de cheval par l'action du chlorure de sodium; ce dernier entre pour 1/40me dans cette solution. —
L'expérience est faite avec les plus grands soins. — (La veine choisie est encore la fémorale).

A 5 h. et 1/2 du soir, la chienne est mise en cage.

En arrivant le lendemain, vers 8 heures du matin, nous trouvons de l'urine dans le récipient, mais elle est sanguinolente, conséquemment, plus de dosage possible. On sonde l'animal. Le liquide qui s'écoule est tout à fait normal; pas un seul globule rouge, pas une trace d'albumine.

Que s'est-il passé? D'abord il ne faut pas s'étonner que la dernière urine ne renferme pas de globuline : toute celle qui a été injectée se trouve depuis longtemps dans le récipient : nous savons en effet que l'élimination s'opère très vite. Quant à la teinte rouge observée, on doit, à notre avis, la mettre sur le compte d'une petite hémorrhagie au niveau de la plaie. Sans doute une hématurie peut facilement résulter d'une injection intra-veineuse, mais celle-ci a été faite alors avec brusquerie : tel n'était pas notre cas; d'ailleurs répétant quelques jours plus tard cette expérience sur le même animal, en injectant cette fois un volume plus considérable d'une solution également plus concentrée, l'accident ne s'est pas reproduit : preuve qu'il ne faut pas songer à une hématurie.

EXPÉRIENCE V

C'est la répétition de la précédente, il n'y a qu'une différence : on injecte 150^{cc} au lieu de 100 et près de 5 gr. de globuline au lieu de 3.

A 8 h. et 1/2 du matin, l'opération est terminée. On sonde l'animal à plusieurs reprises dans le courant de la journée ; de cette façon, on recueille toutes les urines jusqu'à ce qu'elles ne soient plus albumineuses ; c'est vers 6 heures du soir qu'elles cessent de l'être.

Le dosage de la globuline a été fait selon les règles ordinaires. La quantité obtenue était égale à 3 gr. 2. On voit qu'en évaluant à 1 gr. 50 celle qui a été perdue, on n'est pas loin de la vérité. Mais pourquoi n'a-t-on pas tout retrouvé ? En admettant même que la moitié du déficit puisse être mis sur le compte d'un défaut de manipulations, il restera encore la perte notable de 0 gr. 750, au moins. Le plus simple, à notre avis, c'est de dire que l'organisme du chien a retenu une petite quantité de matière albuminoïde.

Les expériences précédentes témoignent donc, dans le même sens que celle de M. Estelle, en faveur du passage dans l'urine de la substance albuminoïde introduite dans le sang. Mais, sur les conseils de notre maître, M. le professeur Lépine, nous avons voulu faire un pas de plus et rechercher si le sérum, en nature, introduit dans le sang, ne peut pas déterminer dans certaines conditions de l'albuminurie. Bien que, depuis Stokvis, cette question passe pour tranchée dans le sens négatif, nous avons cru cependant utile d'en reprendre l'examen.

Injections de sérum chez le cobaye et le chien

EXPÉRIENCE VI

ALBUMINURIE CHEZ UN COBAYE, PRODUITE PAR UNE INJECTION INTRA-PÉRITONÉALE DE SÉRUM DE CHEVAL.

L'animal soumis à l'expérience a une taille moyenne et il n'est pas à jeun. — L'opération est faite comme d'ordinaire et la quantité de sérum injectée est égale à 40.^{cc} — A 5 heures du soir, le cochon d'Inde est remis dans sa cage.

Le lendemain, vers 8 h. et 1/4 du matin, en arrivant au laboratoire, nous trouvons de l'urine dans le récipient; un essai par l'acide nitrique montre qu'elle est très notablement albumineuse, une autre portion de cette urine est saturée de sulfate de magnésie. Au bout de quelques heures, on voit à travers la masse limpide de ce dernier liquide, de magnifiques flocons de globuline que l'on sépare au moyen du filtre; mais le filtrat reste encore albumineux, ainsi que le démontre une addition de quelques gouttes d'acide nitrique : ce nouveau précipité ne peut être que de la sérine dont la quantité, de visu, ne semble pas différer beaucoup de celle de la globuline.

Notre cochon d'Inde a vécu à peu près 48 heures. Dans les dernières heures de sa vie, l'urine n'était presque plus albumineuse. Mais des essais ont été faits à quatre reprises différentes, et chaque fois l'albumine éliminée présentait les caractères signalés plus haut, autrement dit elle paraissait constituée par de la globuline et de la sérine à parties sensiblement égales.

La quantité d'albumine totale qui a passé dans les urines n'a pas été dosée; quoique considérable elle nous a paru inférieure à celle du sérum injecté.

Il n'y a rien à noter dans l'autopsie du petit animal.

Si, dans le cas précédent, nous avons trouvé de la globuline et de la sérine dans les urines recueillies, c'est parce que le liquide injecté contenait ces deux substances.

Dans l'expérience n° 5, nous avons, après dosage, noté ce fait que toute la globuline injectée n'avait pas été retrouvée dans les urines.

Ici nous remarquons un fait analogue : toute l'albumine injectée n'a pas été éliminée.

L'expérience suivante a été faite dans les mêmes conditions, sauf une : notre nouvel animal était à jeun.

EXPÉRIENCE VII

ALBUMINURIE CHEZ UN COBAYE A JEUN, PRODUITE PAR L'INJECTION INTRA-PÉRITONÉALE DE 40^{cc} DE SÉRUM DE CHEVAL.

Ce nouveau cochon d'Inde est à peu près gros comme le précédent; il n'a rien mangé depuis quinze heures. — Il est 8 heures et demie du matin; l'injection vient d'être terminée et l'animal est en cage. — On recueille toutes les urines de la journée : l'albuminurie a eu lieu et avec tous les caractères de celle décrite à l'expérience VI, mais elle est bien moins abondante. — L'injection avait été faite depuis 34 heures quand nous avons quitté le cobaye pour la dernière fois; nous estimons qu'il a vécu environ 40 heures. — Son autopsie n'offre rien à signaler.

La différence du résultat nous porte à croire qu'un animal, à qui on fait une injection de matière albuminoïde, en retiendrait une quantité d'autant plus grande qu'il aurait lui-même plus besoin d'aliments.

Dans l'observation suivante, nous verrons cette rétention de la matière albuminoïde par l'organisme soumis à l'expérience, portée encore à un plus haut degré.

EXPÉRIENCE VII

ALBUMINURIE CHEZ UNE CHIENNE BOULE-DOGUE DE MOYENNE TAILLE, DÉTERMINÉE PAR L'INJECTION INTRA-VEINEUSE DE 80^{cc} DE SÉRUM DE CHIEN.

A 8 heures du matin l'animal a mangé, mais très peu. A 11 heures on fait l'injection dans la veine fémorale et avec tous les soins désirables. (La veille le périnée avait été fendu). Après quoi la chienne est mise dans une cage très propre.

Il est une heure et demie de l'après-midi; l'animal n'a pas uriné: on le sonde; il sort environ 30^{cc} d'un liquide sanguinolent renfermant beaucoup de globules rouges.

A 2 heures et demie, nouveau cathétérisme, l'urine en quantité plus petite que la fois précédente est encore rouge, mais moins. — La vessie est lavée à l'eau tiède.

Vers 4 heures, on retire avec la sonde à peu près 40^{cc} d'une urine de couleur normale et parfaitement limpide donnant, par l'acide nitrique, un anneau magnifique d'albumine.

Cette albuminurie, comme le démontre un essai pratiqué au moyen du sulfate de magnésie, est constituée par de la sérine et de la globuline : celle-ci nous a paru prédominer ; ce fait ne serait pas étonnant puisque cette dernière substance prédomine normalement dans le sérum de chien.

A 5 heures du soir, on procède à un nouveau cathétérisme, l'urine est toujours très belle ; l'albuminurie persiste, elle est encore constituée par la globuline et la sérine, mais l'épaisseur de l'anneau albumineux déterminé par l'acide nitrique a diminué au moins des trois quarts.

L'albuminurie a disparu pendant la nuit : car, le matin en sondant la chienne, on obtient un liquide qui ne précipite plus par l'acide azotique. Mais le bocal de la cage renferme environ 100cc d'urine ; celle-ci est essayée à son tour. On peut dire qu'elle ne contient que des traces d'albumine.

En comptant toute l'albumine éliminée, y compris celle des premières urines sanguinolentes, et en évaluant son poids à 1 gr., on peut être sûr que la quantité rendue ne dépasse pas ce chiffre. Or, l'injection a été de 80 cent. cubes de sérum pur contenant au minimum 6 gr. d'albumine totale, donc la quantité retenue équivaut au moins à 5 gr. Jamais, dans nos expériences, nous n'avons observé une pareille proportion de substance retenue. A quoi faut-il donc attribuer ce phénomène ? Sans doute à ce fait que l'injection a été faite sur un chien, avec du sérum appartenant à un animal de même espèce.

Il y a encore quelque chose de particulier à signaler dans cette observation : c'est l'hématurie. A notre avis, en sondant l'animal, on aura blessé la vessie par mégarde. En tout cas, ce n'est pas cet accident qui a été cause de l'albuminurie, puisqu'après le lavage, alors que toute trace de sang avait disparu, les urines sont restées albumineuses encore pendant longtemps.

Les résultats précédents semblent favorables à l'idée que ces albuminuries, consécutives à l'injection de principes albuminoïdes, sont, pour une certaine part, ainsi que le pense notre maître, M. le professeur Lépine, le résultat d'une non utilisation, en quelque sorte, de ces matières trop hétérogènes pour faire partie intégrante du plasma. Evidemment, cette manière de voir ne doit pas être trop généralisée : il n'est pas probable, par exemple, que l'albuminurie consécutive à l'injection ou à l'ingestion du blanc d'œuf ne puisse être uniquement expliquée de la sorte ; nous sommes loin de méconnaître les troubles circulatoires, au niveau du glomérule, qui peuvent être le résultat du mélange imparfait de ces matières animales au plasma sanguin. Mais indépendemment des troubles mécaniques, nous sommes disposé à admettre qu'il y a une autre cause de la sortie de la matière hétérogène, et cette cause est que cette substance est de trop dans le sang et ne peut être employée. A cet égard, la célèbre théorie de Gubler sur l'hyperalbuminose, renferme une certaine part de vérité (1) : il s'agit là, en effet, d'une sorte d'hyperalbuminose qualitative. Ces albuminuries auraient donc quelque analogie avec le diabète alimentaire qui disparaît si l'on supprime l'apport excessif de la substance hydrocarbonée.

(1) Voyez *Dictionnaire encyclopédique*, article *albuminurie*.

CONCLUSIONS

1° Dans les urines albumineuses, dans les liquides pleuraux, et dans le produit des expectorations albumineuses, il existe habituellement deux matières albuminoïdes; l'une d'elles, la globuline, est précipitable par le sulfate de magnésie, l'autre, la sérine, reste dissoute malgré l'addition de ce sel.

2° En général, dans tous ces liquides, chez l'homme, la quantité de sérine l'emporte sur celle de la globuline. La proportion pour cent de chacune de ces substances est assez variable. Ces variations sont dues, en partie, probablement à la proportion variable de ces matières dans le sang.

3° Les injections de globuline faites dans le péritoine du cobaye ou dans les veines du chien passent dans les urines. L'élimination ne semble pas être complète, *surtout dans l'état de jeune.*

4° Contrairement aux idées acceptées depuis Stokvis, nous avons trouvé que l'*injection d'une petite quantité de sérum sanguin peut, dans certains cas, déterminer l'albuminurie,* surtout si le sérum injecté appartient à un animal d'espèce différente de celui qui reçoit l'injection.

796 6 Imp. WALTENER ET Cⁱᵉ, rue Belle-Cordière, 14. — Lyon.